Libro di bordo della manica gastrica

Questo libroappartiene a:

Questo libro vi aiuterà a tenere traccia della vostra dieta quotidiana, delle emozioni, dell'assunzione di vitamine e integratori, del ritmo del sonno, dell'assunzione di proteine, dell'assunzione di acqua e molto altro ancora.

Libro di bordo della manica gastrica

Data : / /

Peso

Consumo di acqua

1 Coppa = 8 OZ

Farmaci/ integratori

	basso	medio	alto
Qualità del sonno	○	○	○
Livello di energia	○	○	○
Livello di attività	○	○	○

Il mio stato d'animo cattivo normale buono
○○○○○○○○○

Esercizio

Note, obiettivi, eventi quotidiani

Registrazione degli alimenti

Alimentazione	Tempo	Immediatamente	Dopo 1 ora	Dopo 3 ore

Traccia la dieta, l'umore, i pasti, le calorie, i farmaci/gli integratori, l'esercizio fisico, il peso e l'intervento di bypass gastrico.

Libro di bordo della manica gastrica

Data :   /   /

Peso

Consumo di acqua

1 Coppa = 8 OZ

Farmaci/ integratori

	basso	medio	alto
Qualità del sonno	○	○	○
Livello di energia	○	○	○
Livello di attività	○	○	○

Il mio stato d'animo   cattivo   normale   buono   ○○○○○○○○○

Esercizio

Note, obiettivi, eventi quotidiani

Registrazione degli alimenti

Alimentazione	Tempo	Immediatamente	Dopo 1 ora	Dopo 3 ore

Traccia la dieta, l'umore, i pasti, le calorie, i farmaci/gli integratori, l'esercizio fisico,
il peso e l'intervento di bypass gastrico.

Libro di bordo della manica gastrica

Data : / /

Peso

Consumo di acqua

1 Coppa = 8 OZ

Farmaci/ integratori

	basso	medio	alto
Qualità del sonno	○	○	○
Livello di energia	○	○	○
Livello di attività	○	○	○

Il mio stato d'animo — cattivo ○○○○○○○○○ normale / buono

Esercizio

Note, obiettivi, eventi quotidiani

Registrazione degli alimenti

Alimentazione	Tempo	Immediatamente	Dopo 1 ora	Dopo 3 ore

Traccia la dieta, l'umore, i pasti, le calorie, i farmaci/gli integratori, l'esercizio fisico, il peso e l'intervento di bypass gastrico.

Libro di bordo della manica gastrica

Data : / /

Peso

Consumo di acqua

1 Coppa = 8 OZ

Farmaci/ integratori

	basso	medio	alto
Qualità del sonno	○	○	○
Livello di energia	○	○	○
Livello di attività	○	○	○

Il mio stato d'animo

cattivo　　normale　　buono

○○○○○○○○○

Esercizio

Note, obiettivi, eventi quotidiani

Registrazione degli alimenti

Alimentazione	Tempo	Immediatamente	Dopo 1 ora	Dopo 3 ore

Traccia la dieta, l'umore, i pasti, le calorie, i farmaci/gli integratori, l'esercizio fisico,
il peso e l'intervento di bypass gastrico.

Libro di bordo della manica gastrica

Data : / /

Peso

Consumo di acqua

1 Coppa = 8 OZ

Farmaci/ integratori

	basso	medio	alto
Qualità del sonno	○	○	○
Livello di energia	○	○	○
Livello di attività	○	○	○

Il mio stato d'animo — cattivo · normale · buono
○○○○○○○○○

Esercizio

Note, obiettivi, eventi quotidiani

Registrazione degli alimenti

Alimentazione	Tempo	Immediatamente	Dopo 1 ora	Dopo 3 ore

Traccia la dieta, l'umore, i pasti, le calorie, i farmaci/gli integratori, l'esercizio fisico, il peso e l'intervento di bypass gastrico.

Libro di bordo della manica gastrica

Data : / /

Peso

Consumo di acqua

1 Coppa = 8 OZ

Farmaci/ integratori

	basso	medio	alto
Qualità del sonno	○	○	○
Livello di energia	○	○	○
Livello di attività	○	○	○

Il mio stato d'animo cattivo normale buono
○○○○○○○○○

Esercizio

Note, obiettivi, eventi quotidiani

Registrazione degli alimenti

Alimentazione	Tempo	Immediatamente	Dopo 1 ora	Dopo 3 ore

Traccia la dieta, l'umore, i pasti, le calorie, i farmaci/gli integratori, l'esercizio fisico, il peso e l'intervento di bypass gastrico.

Libro di bordo della manica gastrica

Data :   /   /

Peso

Consumo di acqua

1 Coppa = 8 OZ

Farmaci/ integratori

	basso	medio	alto
Qualità del sonno	○	○	○
Livello di energia	○	○	○
Livello di attività	○	○	○

Il mio stato d'animo   cattivo   normale   buono
○○○○○○○○○

Esercizio

Note, obiettivi, eventi quotidiani

Registrazione degli alimenti

Alimentazione	Tempo	Immediatamente	Dopo 1 ora	Dopo 3 ore

Traccia la dieta, l'umore, i pasti, le calorie, i farmaci/gli integratori, l'esercizio fisico, il peso e l'intervento di bypass gastrico.

Libro di bordo della manica gastrica

Data :   /   /

Peso

Consumo di acqua

1 Coppa = 8 OZ

Farmaci/ integratori

	basso	medio	alto
Qualità del sonno	○	○	○
Livello di energia	○	○	○
Livello di attività	○	○	○

Il mio stato d'animo   cattivo — normale — buono   ○○○○○○○○○

Esercizio

Note, obiettivi, eventi quotidiani

Registrazione degli alimenti

Alimentazione	Tempo	Immediatamente	Dopo 1 ora	Dopo 3 ore

Traccia la dieta, l'umore, i pasti, le calorie, i farmaci/gli integratori, l'esercizio fisico, il peso e l'intervento di bypass gastrico.

Libro di bordo della manica gastrica

Data :   /   /

Peso

Consumo di acqua

1 Coppa = 8 OZ

Farmaci/ integratori

	basso	medio	alto
Qualità del sonno	○	○	○
Livello di energia	○	○	○
Livello di attività	○	○	○

Il mio stato d'animo

cattivo   normale   buono

○○○○○○○○○○

Esercizio

Note, obiettivi, eventi quotidiani

Registrazione degli alimenti

Alimentazione	Tempo	Immediatamente	Dopo 1 ora	Dopo 3 ore

Traccia la dieta, l'umore, i pasti, le calorie, i farmaci/gli integratori, l'esercizio fisico, il peso e l'intervento di bypass gastrico.

Libro di bordo della manica gastrica

Data :   /   /

Peso

Consumo di acqua

1 Coppa = 8 OZ

Farmaci/ integratori

	basso	medio	alto
Qualità del sonno	○	○	○
Livello di energia	○	○	○
Livello di attività	○	○	○

Il mio stato d'animo — cattivo   normale   buono
○○○○○○○○○

Esercizio

Note, obiettivi, eventi quotidiani

Registrazione degli alimenti

Alimentazione	Tempo	Immediatamente	Dopo 1 ora	Dopo 3 ore

Traccia la dieta, l'umore, i pasti, le calorie, i farmaci/gli integratori, l'esercizio fisico, il peso e l'intervento di bypass gastrico.

Libro di bordo della manica gastrica

Data :   /   /

Peso

Consumo di acqua

1 Coppa = 8 OZ

Farmaci/ integratori

	basso	medio	alto
Qualità del sonno	○	○	○
Livello di energia	○	○	○
Livello di attività	○	○	○

Il mio stato d'animo cattivo — normale — buono
○○○○○○○○○

Esercizio

Note, obiettivi, eventi quotidiani

Registrazione degli alimenti

Alimentazione	Tempo	Immediatamente	Dopo 1 ora	Dopo 3 ore

Traccia la dieta, l'umore, i pasti, le calorie, i farmaci/gli integratori, l'esercizio fisico,
il peso e l'intervento di bypass gastrico.

Libro di bordo della manica gastrica

Data :   / /

Peso

Consumo di acqua

1 Coppa = 8 OZ

	basso	medio	alto
Qualità del sonno	○	○	○
Livello di energia	○	○	○
Livello di attività	○	○	○

Farmaci/ integratori

Il mio stato d'animo

cattivo — normale — buono

○○○○○○○○○

Esercizio

Note, obiettivi, eventi quotidiani

Registrazione degli alimenti

Alimentazione	Tempo	Immediatamente	Dopo 1 ora	Dopo 3 ore

Traccia la dieta, l'umore, i pasti, le calorie, i farmaci/gli integratori, l'esercizio fisico, il peso e l'intervento di bypass gastrico.

Libro di bordo della manica gastrica

Data :   / /

Peso

Consumo di acqua

1 Coppa = 8 OZ

Farmaci/ integratori

	basso	medio	alto
Qualità del sonno	○	○	○
Livello di energia	○	○	○
Livello di attività	○	○	○

Il mio stato d'animo   cattivo   normale   buono
○○○○○○○○○

Esercizio

Note, obiettivi, eventi quotidiani

Registrazione degli alimenti

Alimentazione	Tempo	Immediatamente	Dopo 1 ora	Dopo 3 ore

Traccia la dieta, l'umore, i pasti, le calorie, i farmaci/gli integratori, l'esercizio fisico,
il peso e l'intervento di bypass gastrico.

Libro di bordo della manica gastrica

Data : / /

Peso

Consumo di acqua

1 Coppa = 8 OZ

Farmaci/ integratori

	basso	medio	alto
Qualità del sonno	○	○	○
Livello di energia	○	○	○
Livello di attività	○	○	○

Il mio stato d'animo — cattivo ○○○○○○○○○ buono (normale)

Esercizio

Note, obiettivi, eventi quotidiani

Registrazione degli alimenti

Alimentazione	Tempo	Immediatamente	Dopo 1 ora	Dopo 3 ore

Traccia la dieta, l'umore, i pasti, le calorie, i farmaci/gli integratori, l'esercizio fisico, il peso e l'intervento di bypass gastrico.

Libro di bordo della manica gastrica

Data :   /   /

Peso

Consumo di acqua

1 Coppa = 8 OZ

Farmaci/ integratori

	basso	medio	alto
Qualità del sonno	○	○	○
Livello di energia	○	○	○
Livello di attività	○	○	○

Il mio stato d'animo — cattivo · normale · buono

Esercizio

Note, obiettivi, eventi quotidiani

Registrazione degli alimenti

Alimentazione	Tempo	Immediatamente	Dopo 1 ora	Dopo 3 ore

Traccia la dieta, l'umore, i pasti, le calorie, i farmaci/gli integratori, l'esercizio fisico, il peso e l'intervento di bypass gastrico.

Libro di bordo della manica gastrica

Data :   /   /

Peso

Consumo di acqua

1 Coppa = 8 OZ

Farmaci/ integratori

	basso	medio	alto
Qualità del sonno	○	○	○
Livello di energia	○	○	○
Livello di attività	○	○	○

Il mio stato d'animo

cattivo   normale   buono

○○○○○○○○○

Esercizio

Note, obiettivi, eventi quotidiani

Registrazione degli alimenti

Alimentazione	Tempo	Immediatamente	Dopo 1 ora	Dopo 3 ore

Traccia la dieta, l'umore, i pasti, le calorie, i farmaci/gli integratori, l'esercizio fisico, il peso e l'intervento di bypass gastrico.

Libro di bordo della manica gastrica

Data :   / /

Peso

Consumo di acqua

1 Coppa = 8 OZ

Farmaci/ integratori

	basso	medio	alto
Qualità del sonno	○	○	○
Livello di energia	○	○	○
Livello di attività	○	○	○

Il mio stato d'animo   cattivo   normale   buono
○○○○○○○○○

Esercizio

Note, obiettivi, eventi quotidiani

Registrazione degli alimenti

Alimentazione	Tempo	Immediatamente	Dopo 1 ora	Dopo 3 ore

Traccia la dieta, l'umore, i pasti, le calorie, i farmaci/gli integratori, l'esercizio fisico, il peso e l'intervento di bypass gastrico.

Libro di bordo della manica gastrica

Data :   / /

Peso

Consumo di acqua

1 Coppa = 8 OZ

Farmaci/ integratori

	basso	medio	alto
Qualità del sonno	○	○	○
Livello di energia	○	○	○
Livello di attività	○	○	○

Il mio stato d'animo

cattivo — normale — buono

○○○○○○○○○

Esercizio

Note, obiettivi, eventi quotidiani

Registrazione degli alimenti

Alimentazione	Tempo	Immediatamente	Dopo 1 ora	Dopo 3 ore

Traccia la dieta, l'umore, i pasti, le calorie, i farmaci/gli integratori, l'esercizio fisico,
il peso e l'intervento di bypass gastrico.

Libro di bordo della manica gastrica

Data :   / /

Peso

Consumo di acqua

1 Coppa = 8 OZ

Farmaci/ integratori

	basso	medio	alto
Qualità del sonno	○	○	○
Livello di energia	○	○	○
Livello di attività	○	○	○

Il mio stato d'animo   cattivo ▾ normale ▾ buono ▾
○○○○○○○○○

Esercizio

Note, obiettivi, eventi quotidiani

Registrazione degli alimenti

Alimentazione	Tempo	Immediatamente	Dopo 1 ora	Dopo 3 ore

Traccia la dieta, l'umore, i pasti, le calorie, i farmaci/gli integratori, l'esercizio fisico, il peso e l'intervento di bypass gastrico.

Libro di bordo della manica gastrica

Data :   /   /

Peso

Consumo di acqua

1 Coppa = 8 OZ

Farmaci/ integratori

	basso	medio	alto
Qualità del sonno	○	○	○
Livello di energia	○	○	○
Livello di attività	○	○	○

Il mio stato d'animo cattivo — normale ○○○○○○○○○ buono

Esercizio

Note, obiettivi, eventi quotidiani

Registrazione degli alimenti

Alimentazione	Tempo	Immediatamente	Dopo 1 ora	Dopo 3 ore

Traccia la dieta, l'umore, i pasti, le calorie, i farmaci/gli integratori, l'esercizio fisico, il peso e l'intervento di bypass gastrico.

Libro di bordo della manica gastrica

Data : / /

Peso

Consumo di acqua

1 Coppa = 8 OZ

Farmaci/ integratori

	basso	medio	alto
Qualità del sonno	○	○	○
Livello di energia	○	○	○
Livello di attività	○	○	○

	cattivo	normale	buono
Il mio stato d'animo	○○○○	○○○	○○○

Esercizio

Note, obiettivi, eventi quotidiani

Registrazione degli alimenti

Alimentazione	Tempo	Immediatamente	Dopo 1 ora	Dopo 3 ore

Traccia la dieta, l'umore, i pasti, le calorie, i farmaci/gli integratori, l'esercizio fisico,
il peso e l'intervento di bypass gastrico.

Libro di bordo della manica gastrica

Data : / /

Peso

Consumo di acqua

1 Coppa = 8 OZ

Farmaci/ integratori

	basso	medio	alto
Qualità del sonno	○	○	○
Livello di energia	○	○	○
Livello di attività	○	○	○

Il mio stato d'animo   cattivo   normale   buono
○○○○○○○○○

Esercizio

Note, obiettivi, eventi quotidiani

Registrazione degli alimenti

Alimentazione	Tempo	Immediatamente	Dopo 1 ora	Dopo 3 ore

Traccia la dieta, l'umore, i pasti, le calorie, i farmaci/gli integratori, l'esercizio fisico,
il peso e l'intervento di bypass gastrico.

Libro di bordo della manica gastrica

Data : / /

Peso

Farmaci/ integratori

Consumo di acqua

1 Coppa = 8 OZ

	basso	medio	alto
Qualità del sonno	○	○	○
Livello di energia	○	○	○
Livello di attività	○	○	○

Il mio stato d'animo — cattivo — normale — buono
○○○○○○○○○

Esercizio

Note, obiettivi, eventi quotidiani

Registrazione degli alimenti

Alimentazione	Tempo	Immediatamente	Dopo 1 ora	Dopo 3 ore

Traccia la dieta, l'umore, i pasti, le calorie, i farmaci/gli integratori, l'esercizio fisico, il peso e l'intervento di bypass gastrico.

Libro di bordo della manica gastrica

Data : / /

Peso

Consumo di acqua

1 Coppa = 8 OZ

Farmaci/ integratori

	basso	medio	alto
Qualità del sonno	○	○	○
Livello di energia	○	○	○
Livello di attività	○	○	○

Il mio stato d'animo — cattivo ○○○○○○○○○ buono (normale)

Esercizio

Note, obiettivi, eventi quotidiani

Registrazione degli alimenti

Alimentazione	Tempo	Immediatamente	Dopo 1 ora	Dopo 3 ore

Traccia la dieta, l'umore, i pasti, le calorie, i farmaci/gli integratori, l'esercizio fisico, il peso e l'intervento di bypass gastrico.

Libro di bordo della manica gastrica

Data : / /

Peso

Consumo di acqua

1 Coppa = 8 OZ

Farmaci/ integratori

	basso	medio	alto
Qualità del sonno	○	○	○
Livello di energia	○	○	○
Livello di attività	○	○	○

Il mio stato d'animo

cattivo — normale — buono

○○○○○○○○○

Esercizio

Note, obiettivi, eventi quotidiani

Registrazione degli alimenti

Alimentazione	Tempo	Immediatamente	Dopo 1 ora	Dopo 3 ore

Traccia la dieta, l'umore, i pasti, le calorie, i farmaci/gli integratori, l'esercizio fisico, il peso e l'intervento di bypass gastrico.

Libro di bordo della manica gastrica

Data : / /

Peso

Consumo di acqua

1 Coppa = 8 OZ

Farmaci/ integratori

	basso	medio	alto
Qualità del sonno	○	○	○
Livello di energia	○	○	○
Livello di attività	○	○	○

Il mio stato d'animo

cattivo — normale — buono

○○○○○○○○○

Esercizio

Note, obiettivi, eventi quotidiani

Registrazione degli alimenti

Alimentazione	Tempo	Immediatamente	Dopo 1 ora	Dopo 3 ore

Traccia la dieta, l'umore, i pasti, le calorie, i farmaci/gli integratori, l'esercizio fisico, il peso e l'intervento di bypass gastrico.

Libro di bordo della manica gastrica

Data : / /

Peso

Consumo di acqua

1 Coppa = 8 OZ

Farmaci/ integratori

	basso	medio	alto
Qualità del sonno	○	○	○
Livello di energia	○	○	○
Livello di attività	○	○	○

Il mio stato d'animo cattivo — normale — buono

○○○○○○○○○

Esercizio

Note, obiettivi, eventi quotidiani

Registrazione degli alimenti

Alimentazione	Tempo	Immediatamente	Dopo 1 ora	Dopo 3 ore

Traccia la dieta, l'umore, i pasti, le calorie, i farmaci/gli integratori, l'esercizio fisico, il peso e l'intervento di bypass gastrico.

Libro di bordo della manica gastrica

Data : / /

Peso

Consumo di acqua

1 Coppa = 8 OZ

Farmaci/ integratori

	basso	medio	alto
Qualità del sonno	○	○	○
Livello di energia	○	○	○
Livello di attività	○	○	○

Il mio stato d'animo — cattivo · normale · buono
○○○○○○○○○

Esercizio

Note, obiettivi, eventi quotidiani

Registrazione degli alimenti

Alimentazione	Tempo	Immediatamente	Dopo 1 ora	Dopo 3 ore

Traccia la dieta, l'umore, i pasti, le calorie, i farmaci/gli integratori, l'esercizio fisico, il peso e l'intervento di bypass gastrico.

Libro di bordo della manica gastrica

Data : / /

Peso

Consumo di acqua

1 Coppa = 8 OZ

Farmaci/ integratori

	basso	medio	alto
Qualità del sonno	○	○	○
Livello di energia	○	○	○
Livello di attività	○	○	○

Il mio stato d'animo

cattivo — normale — buono

○○○○○○○○○

Esercizio

Note, obiettivi, eventi quotidiani

Registrazione degli alimenti

Alimentazione	Tempo	Immediatamente	Dopo 1 ora	Dopo 3 ore

Traccia la dieta, l'umore, i pasti, le calorie, i farmaci/gli integratori, l'esercizio fisico, il peso e l'intervento di bypass gastrico.

Libro di bordo della manica gastrica

Data : / /

Peso

Consumo di acqua

1 Coppa = 8 OZ

Farmaci/ integratori

	basso	medio	alto
Qualità del sonno	◯	◯	◯
Livello di energia	◯	◯	◯
Livello di attività	◯	◯	◯

Il mio stato d'animo — cattivo · normale · buono
◯◯◯◯◯◯◯◯◯

Esercizio

Note, obiettivi, eventi quotidiani

Registrazione degli alimenti

Alimentazione	Tempo	Immediatamente	Dopo 1 ora	Dopo 3 ore

Traccia la dieta, l'umore, i pasti, le calorie, i farmaci/gli integratori, l'esercizio fisico, il peso e l'intervento di bypass gastrico.

Libro di bordo della manica gastrica

Data :   /   /

Peso

Consumo di acqua

1 Coppa = 8 OZ

Farmaci/ integratori

	basso	medio	alto
Qualità del sonno	◯	◯	◯
Livello di energia	◯	◯	◯
Livello di attività	◯	◯	◯

Il mio stato d'animo   cattivo — normale — buono   ◯◯◯◯◯◯◯◯◯

Esercizio

Note, obiettivi, eventi quotidiani

Registrazione degli alimenti

Alimentazione	Tempo	Immediatamente	Dopo 1 ora	Dopo 3 ore

Traccia la dieta, l'umore, i pasti, le calorie, i farmaci/gli integratori, l'esercizio fisico, il peso e l'intervento di bypass gastrico.

Libro di bordo della manica gastrica

Data : / /

Peso

Consumo di acqua

1 Coppa = 8 OZ

Farmaci/ integratori

	basso	medio	alto
Qualità del sonno	○	○	○
Livello di energia	○	○	○
Livello di attività	○	○	○

Il mio stato d'animo — cattivo ○○○○○○○○○ buono (normale)

Esercizio

Note, obiettivi, eventi quotidiani

Registrazione degli alimenti

Alimentazione	Tempo	Immediatamente	Dopo 1 ora	Dopo 3 ore

Traccia la dieta, l'umore, i pasti, le calorie, i farmaci/gli integratori, l'esercizio fisico, il peso e l'intervento di bypass gastrico.

Libro di bordo della manica gastrica

Data : / /

Peso

Consumo di acqua

1 Coppa = 8 OZ

Farmaci/ integratori

	basso	medio	alto
Qualità del sonno	○	○	○
Livello di energia	○	○	○
Livello di attività	○	○	○

Il mio stato d'animo — cattivo ○○○○○○○○○ buono (normale)

Esercizio

Note, obiettivi, eventi quotidiani

Registrazione degli alimenti

Alimentazione	Tempo	Immediatamente	Dopo 1 ora	Dopo 3 ore

*Traccia la dieta, l'umore, i pasti, le calorie, i farmaci/gli integratori, l'esercizio fisico,
il peso e l'intervento di bypass gastrico.*

Libro di bordo della manica gastrica

Data :   /   /

Peso

Consumo di acqua

1 Coppa = 8 OZ

Farmaci/ integratori

____

____

____

	basso	medio	alto
Qualità del sonno	○	○	○
Livello di energia	○	○	○
Livello di attività	○	○	○

Il mio stato d'animo   cattivo   normale   buono   ○○○○○○○○○

Esercizio

____

____

____

____

Note, obiettivi, eventi quotidiani

____

____

____

____

____

Registrazione degli alimenti

Alimentazione	Tempo	Immediatamente	Dopo 1 ora	Dopo 3 ore

*Traccia la dieta, l'umore, i pasti, le calorie, i farmaci/gli integratori, l'esercizio fisico,
il peso e l'intervento di bypass gastrico.*

Libro di bordo della manica gastrica

Data : / /

Peso

Consumo di acqua

1 Coppa = 8 OZ

Farmaci/ integratori

____
____
____

	basso	medio	alto
Qualità del sonno	○	○	○
Livello di energia	○	○	○
Livello di attività	○	○	○

Il mio stato d'animo — cattivo / normale / buono
○ ○ ○ ○ ○ ○ ○ ○ ○

Esercizio

____
____
____
____
____

Note, obiettivi, eventi quotidiani

____
____
____
____
____

Registrazione degli alimenti

Alimentazione	Tempo	Immediatamente	Dopo 1 ora	Dopo 3 ore

Traccia la dieta, l'umore, i pasti, le calorie, i farmaci/gli integratori, l'esercizio fisico, il peso e l'intervento di bypass gastrico.

Libro di bordo della manica gastrica

Data : / /

Peso

Consumo di acqua

1 Coppa = 8 OZ

Farmaci/ integratori

	basso	medio	alto
Qualità del sonno	○	○	○
Livello di energia	○	○	○
Livello di attività	○	○	○

Il mio stato d'animo

cattivo — normale — buono

○○○○○○○○○

Esercizio

Note, obiettivi, eventi quotidiani

Registrazione degli alimenti

Alimentazione	Tempo	Immediatamente	Dopo 1 ora	Dopo 3 ore

Traccia la dieta, l'umore, i pasti, le calorie, i farmaci/gli integratori, l'esercizio fisico, il peso e l'intervento di bypass gastrico.

Libro di bordo della manica gastrica

Data : / /

Peso

Consumo di acqua

1 Coppa = 8 OZ

Farmaci/ integratori

	basso	medio	alto
Qualità del sonno	○	○	○
Livello di energia	○	○	○
Livello di attività	○	○	○

Il mio stato d'animo — cattivo · normale · buono
○○○○○○○○○

Esercizio

Note, obiettivi, eventi quotidiani

Registrazione degli alimenti

Alimentazione	Tempo	Immediatamente	Dopo 1 ora	Dopo 3 ore

Traccia la dieta, l'umore, i pasti, le calorie, i farmaci/gli integratori, l'esercizio fisico, il peso e l'intervento di bypass gastrico.

Libro di bordo della manica gastrica

Data : / /

Peso

Consumo di acqua

1 Coppa = 8 OZ

Farmaci/ integratori

	basso	medio	alto
Qualità del sonno	○	○	○
Livello di energia	○	○	○
Livello di attività	○	○	○

Il mio stato d'animo

cattivo — normale — buono

○○○○○○○○○

Esercizio

Note, obiettivi, eventi quotidiani

Registrazione degli alimenti

Alimentazione	Tempo	Immediatamente	Dopo 1 ora	Dopo 3 ore

Traccia la dieta, l'umore, i pasti, le calorie, i farmaci/gli integratori, l'esercizio fisico, il peso e l'intervento di bypass gastrico.

Libro di bordo della manica gastrica

Data :   /   /

Peso

Consumo di acqua

1 Coppa = 8 OZ

Farmaci/ integratori

	basso	medio	alto
Qualità del sonno	○	○	○
Livello di energia	○	○	○
Livello di attività	○	○	○

Il mio stato d'animo

cattivo   normale   buono

○○○○○○○○○

Esercizio

Note, obiettivi, eventi quotidiani

Registrazione degli alimenti

Alimentazione	Tempo	Immediatamente	Dopo 1 ora	Dopo 3 ore

Traccia la dieta, l'umore, i pasti, le calorie, i farmaci/gli integratori, l'esercizio fisico, il peso e l'intervento di bypass gastrico.

Libro di bordo della manica gastrica

Data : / /

Peso

Consumo di acqua

1 Coppa = 8 OZ

Farmaci/ integratori

	basso	medio	alto
Qualità del sonno	○	○	○
Livello di energia	○	○	○
Livello di attività	○	○	○

Il mio stato d'animo — cattivo · normale · buono

Esercizio

Note, obiettivi, eventi quotidiani

Registrazione degli alimenti

Alimentazione	Tempo	Immediatamente	Dopo 1 ora	Dopo 3 ore

Traccia la dieta, l'umore, i pasti, le calorie, i farmaci/gli integratori, l'esercizio fisico, il peso e l'intervento di bypass gastrico.

Libro di bordo della manica gastrica

Data :   / /

Peso

Consumo di acqua

1 Coppa = 8 OZ

Farmaci/ integratori

____

____

____

	basso	medio	alto
Qualità del sonno	◯	◯	◯
Livello di energia	◯	◯	◯
Livello di attività	◯	◯	◯

Il mio stato d'animo cattivo — normale — buono ◯◯◯◯◯◯◯◯◯

Esercizio

Note, obiettivi, eventi quotidiani

Registrazione degli alimenti

Alimentazione	Tempo	Immediatamente	Dopo 1 ora	Dopo 3 ore

Traccia la dieta, l'umore, i pasti, le calorie, i farmaci/gli integratori, l'esercizio fisico, il peso e l'intervento di bypass gastrico.

Libro di bordo della manica gastrica

Data :   /   /

Peso

Consumo di acqua

1 Coppa = 8 OZ

Farmaci/ integratori

	basso	medio	alto
Qualità del sonno	○	○	○
Livello di energia	○	○	○
Livello di attività	○	○	○

Il mio stato d'animo   cattivo — normale — buono
○○○○○○○○○

Esercizio

Note, obiettivi, eventi quotidiani

Registrazione degli alimenti

Alimentazione	Tempo	Immediatamente	Dopo 1 ora	Dopo 3 ore

Traccia la dieta, l'umore, i pasti, le calorie, i farmaci/gli integratori, l'esercizio fisico, il peso e l'intervento di bypass gastrico.

Libro di bordo della manica gastrica

Data : / /

Peso

Consumo di acqua

1 Coppa = 8 OZ

Farmaci/ integratori

	basso	medio	alto
Qualità del sonno	○	○	○
Livello di energia	○	○	○
Livello di attività	○	○	○

Il mio stato d'animo — cattivo · normale · buono

Esercizio

Note, obiettivi, eventi quotidiani

Registrazione degli alimenti

Alimentazione	Tempo	Immediatamente	Dopo 1 ora	Dopo 3 ore

Traccia la dieta, l'umore, i pasti, le calorie, i farmaci/gli integratori, l'esercizio fisico, il peso e l'intervento di bypass gastrico.

Libro di bordo della manica gastrica

Data :   /   /

Peso

Consumo di acqua

1 Coppa = 8 OZ

Farmaci/ integratori

	basso	medio	alto
Qualità del sonno	○	○	○
Livello di energia	○	○	○
Livello di attività	○	○	○

Il mio stato d'animo   cattivo   normale   buono
○○○○○○○○○

Esercizio

Note, obiettivi, eventi quotidiani

Registrazione degli alimenti

Alimentazione	Tempo	Immediatamente	Dopo 1 ora	Dopo 3 ore

Traccia la dieta, l'umore, i pasti, le calorie, i farmaci/gli integratori, l'esercizio fisico, il peso e l'intervento di bypass gastrico.

Libro di bordo della manica gastrica

Data :   /   /

Peso

Consumo di acqua

1 Coppa = 8 OZ

Farmaci/ integratori

	basso	medio	alto
Qualità del sonno	○	○	○
Livello di energia	○	○	○
Livello di attività	○	○	○

Il mio stato d'animo

cattivo — normale — buono

○○○○○○○○○

Esercizio

Note, obiettivi, eventi quotidiani

Registrazione degli alimenti

Alimentazione	Tempo	Immediatamente	Dopo 1 ora	Dopo 3 ore

Traccia la dieta, l'umore, i pasti, le calorie, i farmaci/gli integratori, l'esercizio fisico, il peso e l'intervento di bypass gastrico.

Libro di bordo della manica gastrica

Data : / /

Peso

Consumo di acqua

1 Coppa = 8 OZ

Farmaci/ integratori

	basso	medio	alto
Qualità del sonno	○	○	○
Livello di energia	○	○	○
Livello di attività	○	○	○

Il mio stato d'animo — cattivo ○○○○○○○○○ buono (normale)

Esercizio

Note, obiettivi, eventi quotidiani

Registrazione degli alimenti

Alimentazione	Tempo	Immediatamente	Dopo 1 ora	Dopo 3 ore

Traccia la dieta, l'umore, i pasti, le calorie, i farmaci/gli integratori, l'esercizio fisico, il peso e l'intervento di bypass gastrico.

Libro di bordo della manica gastrica

Data :   / /

Peso

Consumo di acqua

1 Coppa = 8 OZ

Farmaci/ integratori

	basso	medio	alto
Qualità del sonno	◯	◯	◯
Livello di energia	◯	◯	◯
Livello di attività	◯	◯	◯

Il mio stato d'animo   cattivo — normale — buono

◯◯◯◯◯◯◯◯◯

Esercizio

Note, obiettivi, eventi quotidiani

Registrazione degli alimenti

Alimentazione	Tempo	Immediatamente	Dopo 1 ora	Dopo 3 ore

Traccia la dieta, l'umore, i pasti, le calorie, i farmaci/gli integratori, l'esercizio fisico, il peso e l'intervento di bypass gastrico.

Libro di bordo della manica gastrica

Data :   / /

Peso

Consumo di acqua

1 Coppa = 8 OZ

Farmaci/ integratori

	basso	medio	alto
Qualità del sonno	○	○	○
Livello di energia	○	○	○
Livello di attività	○	○	○

Il mio stato d'animo   cattivo — ○○○○○○○○○ buono — normale

Esercizio

Note, obiettivi, eventi quotidiani

Registrazione degli alimenti

Alimentazione	Tempo	Immediatamente	Dopo 1 ora	Dopo 3 ore

Traccia la dieta, l'umore, i pasti, le calorie, i farmaci/gli integratori, l'esercizio fisico, il peso e l'intervento di bypass gastrico.

Libro di bordo della manica gastrica

Data : / /

Peso

Consumo di acqua

1 Coppa = 8 OZ

Farmaci/ integratori

	basso	medio	alto
Qualità del sonno	○	○	○
Livello di energia	○	○	○
Livello di attività	○	○	○

Il mio stato d'animo — cattivo · normale · buono
○○○○○○○○○

Esercizio

Note, obiettivi, eventi quotidiani

Registrazione degli alimenti

Alimentazione	Tempo	Immediatamente	Dopo 1 ora	Dopo 3 ore

Traccia la dieta, l'umore, i pasti, le calorie, i farmaci/gli integratori, l'esercizio fisico, il peso e l'intervento di bypass gastrico.

Libro di bordo della manica gastrica

Data : / /

Peso

Consumo di acqua

1 Coppa = 8 OZ

Farmaci/ integratori

	basso	medio	alto
Qualità del sonno	○	○	○
Livello di energia	○	○	○
Livello di attività	○	○	○

Il mio stato d'animo

cattivo — normale — buono

○○○○○○○○○

Esercizio

Note, obiettivi, eventi quotidiani

Registrazione degli alimenti

Alimentazione	Tempo	Immediatamente	Dopo 1 ora	Dopo 3 ore

Traccia la dieta, l'umore, i pasti, le calorie, i farmaci/gli integratori, l'esercizio fisico, il peso e l'intervento di bypass gastrico.

Libro di bordo della manica gastrica

Data : / /

Peso

Consumo di acqua

1 Coppa = 8 OZ

Farmaci/ integratori

	basso	medio	alto
Qualità del sonno	○	○	○
Livello di energia	○	○	○
Livello di attività	○	○	○

Il mio stato d'animo — cattivo · normale · buono

Esercizio

Note, obiettivi, eventi quotidiani

Registrazione degli alimenti

Alimentazione	Tempo	Immediatamente	Dopo 1 ora	Dopo 3 ore

Traccia la dieta, l'umore, i pasti, le calorie, i farmaci/gli integratori, l'esercizio fisico,
il peso e l'intervento di bypass gastrico.

Libro di bordo della manica gastrica

Data : / /

Peso

Consumo di acqua

1 Coppa = 8 OZ

Farmaci/ integratori

	basso	medio	alto
Qualità del sonno	○	○	○
Livello di energia	○	○	○
Livello di attività	○	○	○

Il mio stato d'animo — cattivo ○○○○○○○○○ normale buono

Esercizio

Note, obiettivi, eventi quotidiani

Registrazione degli alimenti

Alimentazione	Tempo	Immediatamente	Dopo 1 ora	Dopo 3 ore

Traccia la dieta, l'umore, i pasti, le calorie, i farmaci/gli integratori, l'esercizio fisico, il peso e l'intervento di bypass gastrico.

Libro di bordo della manica gastrica

Data : / /

Peso

Consumo di acqua

1 Coppa = 8 OZ

Farmaci/ integratori

	basso	medio	alto
Qualità del sonno	○	○	○
Livello di energia	○	○	○
Livello di attività	○	○	○

Il mio stato d'animo cattivo — normale — buono
○○○○○○○○○○

Esercizio

Note, obiettivi, eventi quotidiani

Registrazione degli alimenti

Alimentazione	Tempo	Immediatamente	Dopo 1 ora	Dopo 3 ore

Traccia la dieta, l'umore, i pasti, le calorie, i farmaci/gli integratori, l'esercizio fisico,
il peso e l'intervento di bypass gastrico.

Libro di bordo della manica gastrica

Data :   / /

Peso

Consumo di acqua

1 Coppa = 8 OZ

Farmaci/ integratori

	basso	medio	alto
Qualità del sonno	○	○	○
Livello di energia	○	○	○
Livello di attività	○	○	○

Il mio stato d'animo   cattivo — normale — buono   ○○○○○○○○○

Esercizio

Note, obiettivi, eventi quotidiani

Registrazione degli alimenti

Alimentazione	Tempo	Immediatamente	Dopo 1 ora	Dopo 3 ore

Traccia la dieta, l'umore, i pasti, le calorie, i farmaci/gli integratori, l'esercizio fisico, il peso e l'intervento di bypass gastrico.

Libro di bordo della manica gastrica

Data : / /

Peso

Consumo di acqua

1 Coppa = 8 OZ

Farmaci/ integratori

	basso	medio	alto
Qualità del sonno	○	○	○
Livello di energia	○	○	○
Livello di attività	○	○	○

Il mio stato d'animo — cattivo ○○○○○○○○○ buono (normale)

Esercizio

Note, obiettivi, eventi quotidiani

Registrazione degli alimenti

Alimentazione	Tempo	Immediatamente	Dopo 1 ora	Dopo 3 ore

Traccia la dieta, l'umore, i pasti, le calorie, i farmaci/gli integratori, l'esercizio fisico, il peso e l'intervento di bypass gastrico.

Libro di bordo della manica gastrica

Data : / /

Peso

Consumo di acqua

1 Coppa = 8 OZ

Farmaci/ integratori

	basso	medio	alto
Qualità del sonno	○	○	○
Livello di energia	○	○	○
Livello di attività	○	○	○

Il mio stato d'animo

cattivo — normale — buono

○○○○○○○○○

Esercizio

Note, obiettivi, eventi quotidiani

Registrazione degli alimenti

Alimentazione	Tempo	Immediatamente	Dopo 1 ora	Dopo 3 ore

Traccia la dieta, l'umore, i pasti, le calorie, i farmaci/gli integratori, l'esercizio fisico, il peso e l'intervento di bypass gastrico.

Libro di bordo della manica gastrica

Data : / /

Peso

Consumo di acqua

1 Coppa = 8 OZ

Farmaci/ integratori

	basso	medio	alto
Qualità del sonno	○	○	○
Livello di energia	○	○	○
Livello di attività	○	○	○

Il mio stato d'animo

cattivo — normale — buono

○○○○○○○○○

Esercizio

Note, obiettivi, eventi quotidiani

Registrazione degli alimenti

Alimentazione	Tempo	Immediatamente	Dopo 1 ora	Dopo 3 ore

Traccia la dieta, l'umore, i pasti, le calorie, i farmaci/gli integratori, l'esercizio fisico, il peso e l'intervento di bypass gastrico.

Libro di bordo della manica gastrica

Data :   /   /

Peso

Consumo di acqua

1 Coppa = 8 OZ

Farmaci/ integratori

	basso	medio	alto
Qualità del sonno	○	○	○
Livello di energia	○	○	○
Livello di attività	○	○	○

Il mio stato d'animo   cattivo   normale   buono
○○○○○○○○○

Esercizio

Note, obiettivi, eventi quotidiani

Registrazione degli alimenti

Alimentazione	Tempo	Immediatamente	Dopo 1 ora	Dopo 3 ore

Traccia la dieta, l'umore, i pasti, le calorie, i farmaci/gli integratori, l'esercizio fisico, il peso e l'intervento di bypass gastrico.

Libro di bordo della manica gastrica

Data : / /

Peso

Consumo di acqua

1 Coppa = 8 OZ

Farmaci/ integratori

	basso	medio	alto
Qualità del sonno	○	○	○
Livello di energia	○	○	○
Livello di attività	○	○	○

Il mio stato d'animo — cattivo   normale   buono
○○○○○○○○○

Esercizio

Note, obiettivi, eventi quotidiani

Registrazione degli alimenti

Alimentazione	Tempo	Immediatamente	Dopo 1 ora	Dopo 3 ore

Traccia la dieta, l'umore, i pasti, le calorie, i farmaci/gli integratori, l'esercizio fisico, il peso e l'intervento di bypass gastrico.

Libro di bordo della manica gastrica

Data : / /

Peso

Consumo di acqua

1 Coppa = 8 OZ

Farmaci/ integratori

	basso	medio	alto
Qualità del sonno	○	○	○
Livello di energia	○	○	○
Livello di attività	○	○	○

Il mio stato d'animo — cattivo ○○○○○○○○○ buono (normale)

Esercizio

Note, obiettivi, eventi quotidiani

Registrazione degli alimenti

Alimentazione	Tempo	Immediatamente	Dopo 1 ora	Dopo 3 ore

Traccia la dieta, l'umore, i pasti, le calorie, i farmaci/gli integratori, l'esercizio fisico, il peso e l'intervento di bypass gastrico.

Libro di bordo della manica gastrica

Data :   /   /

Peso

Consumo di acqua

1 Coppa = 8 OZ

Farmaci/ integratori

	basso	medio	alto
Qualità del sonno	○	○	○
Livello di energia	○	○	○
Livello di attività	○	○	○

Il mio stato d'animo — cattivo — normale — buono

Esercizio

Note, obiettivi, eventi quotidiani

Registrazione degli alimenti

Alimentazione	Tempo	Immediatamente	Dopo 1 ora	Dopo 3 ore

Traccia la dieta, l'umore, i pasti, le calorie, i farmaci/gli integratori, l'esercizio fisico, il peso e l'intervento di bypass gastrico.

Libro di bordo della manica gastrica

Data :   /   /

Peso

Consumo di acqua

1 Coppa = 8 OZ

Farmaci/ integratori

	basso	medio	alto
Qualità del sonno	○	○	○
Livello di energia	○	○	○
Livello di attività	○	○	○

Il mio stato d'animo   cattivo   normale   buono
○○○○○○○○○

Esercizio

Note, obiettivi, eventi quotidiani

Registrazione degli alimenti

Alimentazione	Tempo	Immediatamente	Dopo 1 ora	Dopo 3 ore

Traccia la dieta, l'umore, i pasti, le calorie, i farmaci/gli integratori, l'esercizio fisico, il peso e l'intervento di bypass gastrico.

Libro di bordo della manica gastrica

Data : / /

Peso

Consumo di acqua

1 Coppa = 8 OZ

Farmaci/ integratori

	basso	medio	alto
Qualità del sonno	○	○	○
Livello di energia	○	○	○
Livello di attività	○	○	○

Il mio stato d'animo   cattivo — normale — buono

○○○○○○○○○○

Esercizio

Note, obiettivi, eventi quotidiani

Registrazione degli alimenti

Alimentazione	Tempo	Immediatamente	Dopo 1 ora	Dopo 3 ore

Traccia la dieta, l'umore, i pasti, le calorie, i farmaci/gli integratori, l'esercizio fisico, il peso e l'intervento di bypass gastrico.

Libro di bordo della manica gastrica

Data : / /

Peso

Consumo di acqua

1 Coppa = 8 OZ

Farmaci/ integratori

	basso	medio	alto
Qualità del sonno	○	○	○
Livello di energia	○	○	○
Livello di attività	○	○	○

Il mio stato d'animo

cattivo — normale — buono

○○○○○○○○○

Esercizio

Note, obiettivi, eventi quotidiani

Registrazione degli alimenti

Alimentazione	Tempo	Immediatamente	Dopo 1 ora	Dopo 3 ore

Traccia la dieta, l'umore, i pasti, le calorie, i farmaci/gli integratori, l'esercizio fisico, il peso e l'intervento di bypass gastrico.

Libro di bordo della manica gastrica

Data : / /

Peso

Consumo di acqua

1 Coppa = 8 OZ

Farmaci/ integratori

	basso	medio	alto
Qualità del sonno	○	○	○
Livello di energia	○	○	○
Livello di attività	○	○	○

Il mio stato d'animo

cattivo · normale · buono
○○○○○○○○○

Esercizio

Note, obiettivi, eventi quotidiani

Registrazione degli alimenti

Alimentazione	Tempo	Immediatamente	Dopo 1 ora	Dopo 3 ore

*Traccia la dieta, l'umore, i pasti, le calorie, i farmaci/gli integratori, l'esercizio fisico,
il peso e l'intervento di bypass gastrico.*

Libro di bordo della manica gastrica

Data : / /

Peso

Consumo di acqua

1 Coppa = 8 OZ

Farmaci/ integratori

	basso	medio	alto
Qualità del sonno	○	○	○
Livello di energia	○	○	○
Livello di attività	○	○	○

Il mio stato d'animo — cattivo · normale · buono
○○○○○○○○○

Esercizio

Note, obiettivi, eventi quotidiani

Registrazione degli alimenti

Alimentazione	Tempo	Immediatamente	Dopo 1 ora	Dopo 3 ore

Traccia la dieta, l'umore, i pasti, le calorie, i farmaci/gli integratori, l'esercizio fisico, il peso e l'intervento di bypass gastrico.

Libro di bordo della manica gastrica

Data : / /

Peso

Consumo di acqua

1 Coppa = 8 OZ

Farmaci/ integratori

	basso	medio	alto
Qualità del sonno	○	○	○
Livello di energia	○	○	○
Livello di attività	○	○	○

Il mio stato d'animo

cattivo — normale — buono

Esercizio

Note, obiettivi, eventi quotidiani

Registrazione degli alimenti

Alimentazione	Tempo	Immediatamente	Dopo 1 ora	Dopo 3 ore

Traccia la dieta, l'umore, i pasti, le calorie, i farmaci/gli integratori, l'esercizio fisico, il peso e l'intervento di bypass gastrico.

Libro di bordo della manica gastrica

Data : / /

Peso

Consumo di acqua

1 Coppa = 8 OZ

Farmaci/ integratori

	basso	medio	alto
Qualità del sonno	○	○	○
Livello di energia	○	○	○
Livello di attività	○	○	○

Il mio stato d'animo

cattivo — normale — buono

○ ○ ○ ○ ○ ○ ○ ○ ○

Esercizio

Note, obiettivi, eventi quotidiani

Registrazione degli alimenti

Alimentazione	Tempo	Immediatamente	Dopo 1 ora	Dopo 3 ore

*Traccia la dieta, l'umore, i pasti, le calorie, i farmaci/gli integratori, l'esercizio fisico,
il peso e l'intervento di bypass gastrico.*

Libro di bordo della manica gastrica

Data : / /

Peso

Consumo di acqua

1 Coppa = 8 OZ

Farmaci/ integratori

	basso	medio	alto
Qualità del sonno	○	○	○
Livello di energia	○	○	○
Livello di attività	○	○	○

Il mio stato d'animo — cattivo · normale · buono
○○○○○○○○○

Esercizio

Note, obiettivi, eventi quotidiani

Registrazione degli alimenti

Alimentazione	Tempo	Immediatamente	Dopo 1 ora	Dopo 3 ore

Traccia la dieta, l'umore, i pasti, le calorie, i farmaci/gli integratori, l'esercizio fisico, il peso e l'intervento di bypass gastrico.

Libro di bordo della manica gastrica

Data : / /

Peso

Consumo di acqua

1 Coppa = 8 OZ

Farmaci/ integratori

	basso	medio	alto
Qualità del sonno	○	○	○
Livello di energia	○	○	○
Livello di attività	○	○	○

Il mio stato d'animo

cattivo — normale — buono

○○○○○○○○○

Esercizio

Note, obiettivi, eventi quotidiani

Registrazione degli alimenti

Alimentazione	Tempo	Immediatamente	Dopo 1 ora	Dopo 3 ore

Traccia la dieta, l'umore, i pasti, le calorie, i farmaci/gli integratori, l'esercizio fisico, il peso e l'intervento di bypass gastrico.

Libro di bordo della manica gastrica

Data :   /   /

Peso

Consumo di acqua

1 Coppa = 8 OZ

Farmaci/ integratori

	basso	medio	alto
Qualità del sonno	○	○	○
Livello di energia	○	○	○
Livello di attività	○	○	○

Il mio stato d'animo

cattivo   *normale*   *buono*

○○○○○○○○○

Esercizio

Note, obiettivi, eventi quotidiani

Registrazione degli alimenti

Alimentazione	Tempo	Immediatamente	Dopo 1 ora	Dopo 3 ore

Traccia la dieta, l'umore, i pasti, le calorie, i farmaci/gli integratori, l'esercizio fisico, il peso e l'intervento di bypass gastrico.

Libro di bordo della manica gastrica

Data :   /   /

Peso

Consumo di acqua

1 Coppa = 8 OZ

Farmaci/ integratori

	basso	medio	alto
Qualità del sonno	○	○	○
Livello di energia	○	○	○
Livello di attività	○	○	○

Il mio stato d'animo   cattivo   normale   buono
○○○○○○○○○

Esercizio

Note, obiettivi, eventi quotidiani

Registrazione degli alimenti

Alimentazione	Tempo	Immediatamente	Dopo 1 ora	Dopo 3 ore

Traccia la dieta, l'umore, i pasti, le calorie, i farmaci/gli integratori, l'esercizio fisico, il peso e l'intervento di bypass gastrico.

Libro di bordo della manica gastrica

Data :   /   /

Peso

Consumo di acqua

1 Coppa = 8 OZ

Farmaci/ integratori

	basso	medio	alto
Qualità del sonno	○	○	○
Livello di energia	○	○	○
Livello di attività	○	○	○

Il mio stato d'animo   cattivo   normale   buono
○○○○○○○○○

Esercizio

Note, obiettivi, eventi quotidiani

Registrazione degli alimenti

Alimentazione	Tempo	Immediatamente	Dopo 1 ora	Dopo 3 ore

Traccia la dieta, l'umore, i pasti, le calorie, i farmaci/gli integratori, l'esercizio fisico, il peso e l'intervento di bypass gastrico.

Libro di bordo della manica gastrica

Data : / /

Peso

Consumo di acqua

1 Coppa = 8 OZ

Farmaci/ integratori

	basso	medio	alto
Qualità del sonno	○	○	○
Livello di energia	○	○	○
Livello di attività	○	○	○

Il mio stato d'animo cattivo normale buono
○○○○○○○○○

Esercizio

Note, obiettivi, eventi quotidiani

Registrazione degli alimenti

Alimentazione	Tempo	Immediatamente	Dopo 1 ora	Dopo 3 ore

Traccia la dieta, l'umore, i pasti, le calorie, i farmaci/gli integratori, l'esercizio fisico,
il peso e l'intervento di bypass gastrico.

Libro di bordo della manica gastrica

Data :   /   /

Peso

Consumo di acqua

1 Coppa = 8 OZ

Farmaci/ integratori

	basso	medio	alto
Qualità del sonno	○	○	○
Livello di energia	○	○	○
Livello di attività	○	○	○

Il mio stato d'animo   cattivo   normale   buono

○○○○○○○○○

Esercizio

Note, obiettivi, eventi quotidiani

Registrazione degli alimenti

Alimentazione	Tempo	Immediatamente	Dopo 1 ora	Dopo 3 ore

*Traccia la dieta, l'umore, i pasti, le calorie, i farmaci/gli integratori, l'esercizio fisico,
il peso e l'intervento di bypass gastrico.*

Libro di bordo della manica gastrica

Data :   /   /

Peso

Consumo di acqua

1 Coppa = 8 OZ

Farmaci/ integratori

	basso	medio	alto
Qualità del sonno	○	○	○
Livello di energia	○	○	○
Livello di attività	○	○	○

Il mio stato d'animo — cattivo · normale · buono

○○○○○○○○○

Esercizio

Note, obiettivi, eventi quotidiani

Registrazione degli alimenti

Alimentazione	Tempo	Immediatamente	Dopo 1 ora	Dopo 3 ore

Traccia la dieta, l'umore, i pasti, le calorie, i farmaci/gli integratori, l'esercizio fisico, il peso e l'intervento di bypass gastrico.

Libro di bordo della manica gastrica

Data : / /

Peso

Consumo di acqua

1 Coppa = 8 OZ

Farmaci/ integratori

	basso	medio	alto
Qualità del sonno	○	○	○
Livello di energia	○	○	○
Livello di attività	○	○	○

Il mio stato d'animo

cattivo — normale — buono

○○○○○○○○○

Esercizio

Note, obiettivi, eventi quotidiani

Registrazione degli alimenti

Alimentazione	Tempo	Immediatamente	Dopo 1 ora	Dopo 3 ore

Traccia la dieta, l'umore, i pasti, le calorie, i farmaci/gli integratori, l'esercizio fisico, il peso e l'intervento di bypass gastrico.

Libro di bordo della manica gastrica

Data : / /

Peso

Consumo di acqua

1 Coppa = 8 OZ

Farmaci/ integratori

	basso	medio	alto
Qualità del sonno	○	○	○
Livello di energia	○	○	○
Livello di attività	○	○	○

Il mio stato d'animo

cattivo — normale — buono

○○○○○○○○○

Esercizio

Note, obiettivi, eventi quotidiani

Registrazione degli alimenti

Alimentazione	Tempo	Immediatamente	Dopo 1 ora	Dopo 3 ore

Traccia la dieta, l'umore, i pasti, le calorie, i farmaci/gli integratori, l'esercizio fisico, il peso e l'intervento di bypass gastrico.

Libro di bordo della manica gastrica

Data :   /   /

Peso

Consumo di acqua

1 Coppa = 8 OZ

Farmaci/ integratori

	basso	medio	alto
Qualità del sonno	○	○	○
Livello di energia	○	○	○
Livello di attività	○	○	○

Il mio stato d'animo

cattivo   normale   buono

○○○○○○○○○

Esercizio

Note, obiettivi, eventi quotidiani

Registrazione degli alimenti

Alimentazione	Tempo	Immediatamente	Dopo 1 ora	Dopo 3 ore

Traccia la dieta, l'umore, i pasti, le calorie, i farmaci/gli integratori, l'esercizio fisico,
il peso e l'intervento di bypass gastrico.

Libro di bordo della manica gastrica

Data : / /

Peso

Consumo di acqua

1 Coppa = 8 OZ

Farmaci/ integratori

	basso	medio	alto
Qualità del sonno	◯	◯	◯
Livello di energia	◯	◯	◯
Livello di attività	◯	◯	◯

Il mio stato d'animo — cattivo · normale · buono
◯◯◯◯◯◯◯◯◯

Esercizio

Note, obiettivi, eventi quotidiani

Registrazione degli alimenti

Alimentazione	Tempo	Immediatamente	Dopo 1 ora	Dopo 3 ore

Traccia la dieta, l'umore, i pasti, le calorie, i farmaci/gli integratori, l'esercizio fisico, il peso e l'intervento di bypass gastrico.

Libro di bordo della manica gastrica

Data : / /

Peso

Consumo di acqua

1 Coppa = 8 OZ

Farmaci/ integratori

	basso	medio	alto
Qualità del sonno	○	○	○
Livello di energia	○	○	○
Livello di attività	○	○	○

Il mio stato d'animo — cattivo · normale · buono

Esercizio

Note, obiettivi, eventi quotidiani

Registrazione degli alimenti

Alimentazione	Tempo	Immediatamente	Dopo 1 ora	Dopo 3 ore

*Traccia la dieta, l'umore, i pasti, le calorie, i farmaci/gli integratori, l'esercizio fisico,
il peso e l'intervento di bypass gastrico.*

Libro di bordo della manica gastrica

Data : / /

Peso

Consumo di acqua

1 Coppa = 8 OZ

Farmaci/ integratori

	basso	medio	alto
Qualità del sonno	○	○	○
Livello di energia	○	○	○
Livello di attività	○	○	○

Il mio stato d'animo

cattivo — normale — buono

○○○○○○○○○

Esercizio

Note, obiettivi, eventi quotidiani

Registrazione degli alimenti

Alimentazione	Tempo	Immediatamente	Dopo 1 ora	Dopo 3 ore

Traccia la dieta, l'umore, i pasti, le calorie, i farmaci/gli integratori, l'esercizio fisico, il peso e l'intervento di bypass gastrico.

Libro di bordo della manica gastrica

Data : / /

Peso

Consumo di acqua

1 Coppa = 8 OZ

Farmaci/ integratori

	basso	medio	alto
Qualità del sonno	○	○	○
Livello di energia	○	○	○
Livello di attività	○	○	○

Il mio stato d'animo cattivo — normale — buono
○○○○○○○○○○

Esercizio

Note, obiettivi, eventi quotidiani

Registrazione degli alimenti

Alimentazione	Tempo	Immediatamente	Dopo 1 ora	Dopo 3 ore

Traccia la dieta, l'umore, i pasti, le calorie, i farmaci/gli integratori, l'esercizio fisico,
il peso e l'intervento di bypass gastrico.

Libro di bordo della manica gastrica

Data : / /

Peso

Consumo di acqua

1 Coppa = 8 OZ

Farmaci/ integratori

	basso	medio	alto
Qualità del sonno	○	○	○
Livello di energia	○	○	○
Livello di attività	○	○	○

Il mio stato d'animo   cattivo   normale   buono
○○○○○○○○○

Esercizio

Note, obiettivi, eventi quotidiani

Registrazione degli alimenti

Alimentazione	Tempo	Immediatamente	Dopo 1 ora	Dopo 3 ore

Traccia la dieta, l'umore, i pasti, le calorie, i farmaci/gli integratori, l'esercizio fisico, il peso e l'intervento di bypass gastrico.

Libro di bordo della manica gastrica

Data :   /   /

Peso

Consumo di acqua

1 Coppa = 8 OZ

Farmaci/ integratori

	basso	medio	alto
Qualità del sonno	○	○	○
Livello di energia	○	○	○
Livello di attività	○	○	○

Il mio stato d'animo cattivo — normale — buono
○○○○○○○○○

Esercizio

Note, obiettivi, eventi quotidiani

Registrazione degli alimenti

Alimentazione	Tempo	Immediatamente	Dopo 1 ora	Dopo 3 ore

Traccia la dieta, l'umore, i pasti, le calorie, i farmaci/gli integratori, l'esercizio fisico, il peso e l'intervento di bypass gastrico.

Libro di bordo della manica gastrica

Data :   /   /

Peso

Consumo di acqua

1 Coppa = 8 OZ

Farmaci/ integratori

	basso	medio	alto
Qualità del sonno	○	○	○
Livello di energia	○	○	○
Livello di attività	○	○	○

Il mio stato d'animo   cattivo   normale   buono
○○○○○○○○○

Esercizio

Note, obiettivi, eventi quotidiani

Registrazione degli alimenti

Alimentazione	Tempo	Immediatamente	Dopo 1 ora	Dopo 3 ore

Traccia la dieta, l'umore, i pasti, le calorie, i farmaci/gli integratori, l'esercizio fisico, il peso e l'intervento di bypass gastrico.

Libro di bordo della manica gastrica

Data : / /

Peso

Consumo di acqua

1 Coppa = 8 OZ

Farmaci/ integratori

	basso	medio	alto
Qualità del sonno	○	○	○
Livello di energia	○	○	○
Livello di attività	○	○	○

Il mio stato d'animo — cattivo · normale · buono
○○○○○○○○○

Esercizio

Note, obiettivi, eventi quotidiani

Registrazione degli alimenti

Alimentazione	Tempo	Immediatamente	Dopo 1 ora	Dopo 3 ore

Traccia la dieta, l'umore, i pasti, le calorie, i farmaci/gli integratori, l'esercizio fisico, il peso e l'intervento di bypass gastrico.

Libro di bordo della manica gastrica

Data : / /

Peso

Consumo di acqua

1 Coppa = 8 OZ

Farmaci/ integratori

	basso	medio	alto
Qualità del sonno	○	○	○
Livello di energia	○	○	○
Livello di attività	○	○	○

Il mio stato d'animo   cattivo — normale — buono
○○○○○○○○○

Esercizio

Note, obiettivi, eventi quotidiani

Registrazione degli alimenti

Alimentazione	Tempo	Immediatamente	Dopo 1 ora	Dopo 3 ore

Traccia la dieta, l'umore, i pasti, le calorie, i farmaci/gli integratori, l'esercizio fisico,
il peso e l'intervento di bypass gastrico.

Libro di bordo della manica gastrica

Data : / /

Peso

Consumo di acqua

1 Coppa = 8 OZ

Farmaci/ integratori

	basso	medio	alto
Qualità del sonno	○	○	○
Livello di energia	○	○	○
Livello di attività	○	○	○

Il mio stato d'animo

cattivo — normale — buono

○○○○○○○○○

Esercizio

Note, obiettivi, eventi quotidiani

Registrazione degli alimenti

Alimentazione	Tempo	Immediatamente	Dopo 1 ora	Dopo 3 ore

*Traccia la dieta, l'umore, i pasti, le calorie, i farmaci/gli integratori, l'esercizio fisico,
il peso e l'intervento di bypass gastrico.*

Libro di bordo della manica gastrica

Data : / /

Peso

Consumo di acqua

1 Coppa = 8 OZ

Farmaci/ integratori

	basso	medio	alto
Qualità del sonno	○	○	○
Livello di energia	○	○	○
Livello di attività	○	○	○

Il mio stato d'animo — cattivo · normale · buono
○○○○○○○○○

Esercizio

Note, obiettivi, eventi quotidiani

Registrazione degli alimenti

Alimentazione	Tempo	Immediatamente	Dopo 1 ora	Dopo 3 ore

Traccia la dieta, l'umore, i pasti, le calorie, i farmaci/gli integratori, l'esercizio fisico, il peso e l'intervento di bypass gastrico.

Libro di bordo della manica gastrica

Data :   /   /

Peso

Consumo di acqua

1 Coppa = 8 OZ

Farmaci/ integratori

	basso	medio	alto
Qualità del sonno	○	○	○
Livello di energia	○	○	○
Livello di attività	○	○	○

Il mio stato d'animo   cattivo ○○○○○○○○○ buono   (normale)

Esercizio

Note, obiettivi, eventi quotidiani

Registrazione degli alimenti

Alimentazione	Tempo	Immediatamente	Dopo 1 ora	Dopo 3 ore

Traccia la dieta, l'umore, i pasti, le calorie, i farmaci/gli integratori, l'esercizio fisico, il peso e l'intervento di bypass gastrico.

Libro di bordo della manica gastrica

Data : / /

Peso

Consumo di acqua

1 Coppa = 8 OZ

Farmaci/ integratori

	basso	medio	alto
Qualità del sonno	○	○	○
Livello di energia	○	○	○
Livello di attività	○	○	○

Il mio stato d'animo — cattivo · normale · buono

Esercizio

Note, obiettivi, eventi quotidiani

Registrazione degli alimenti

Alimentazione	Tempo	Immediatamente	Dopo 1 ora	Dopo 3 ore

Traccia la dieta, l'umore, i pasti, le calorie, i farmaci/gli integratori, l'esercizio fisico, il peso e l'intervento di bypass gastrico.

Libro di bordo della manica gastrica

Data : / /

Peso

Consumo di acqua

1 Coppa = 8 OZ

Farmaci/ integratori

	basso	medio	alto
Qualità del sonno	○	○	○
Livello di energia	○	○	○
Livello di attività	○	○	○

Il mio stato d'animo   cattivo — normale — buono
○○○○○○○○○○

Esercizio

Note, obiettivi, eventi quotidiani

Registrazione degli alimenti

Alimentazione	Tempo	Immediatamente	Dopo 1 ora	Dopo 3 ore

Traccia la dieta, l'umore, i pasti, le calorie, i farmaci/gli integratori, l'esercizio fisico, il peso e l'intervento di bypass gastrico.

Libro di bordo della manica gastrica

Data :   /   /

Peso

Consumo di acqua

1 Coppa = 8 OZ

Farmaci/ integratori

	basso	medio	alto
Qualità del sonno	◯	◯	◯
Livello di energia	◯	◯	◯
Livello di attività	◯	◯	◯

Il mio stato d'animo — cattivo · normale · buono

◯◯◯◯◯◯◯◯◯

Esercizio

Note, obiettivi, eventi quotidiani

Registrazione degli alimenti

Alimentazione	Tempo	Immediatamente	Dopo 1 ora	Dopo 3 ore

Traccia la dieta, l'umore, i pasti, le calorie, i farmaci/gli integratori, l'esercizio fisico, il peso e l'intervento di bypass gastrico.

Libro di bordo della manica gastrica

Data : / /

Peso

Consumo di acqua

1 Coppa = 8 OZ

Farmaci/ integratori

	basso	medio	alto
Qualità del sonno	○	○	○
Livello di energia	○	○	○
Livello di attività	○	○	○

Il mio stato d'animo

cattivo — normale — buono

○○○○○○○○○

Esercizio

Note, obiettivi, eventi quotidiani

Registrazione degli alimenti

Alimentazione	Tempo	Immediatamente	Dopo 1 ora	Dopo 3 ore

Traccia la dieta, l'umore, i pasti, le calorie, i farmaci/gli integratori, l'esercizio fisico,
il peso e l'intervento di bypass gastrico.

Libro di bordo della manica gastrica

Data : / /

Peso

Consumo di acqua

1 Coppa = 8 OZ

Farmaci/ integratori

	basso	medio	alto
Qualità del sonno	○	○	○
Livello di energia	○	○	○
Livello di attività	○	○	○

Il mio stato d'animo   cattivo — normale — buono   ○○○○○○○○○

Esercizio

Note, obiettivi, eventi quotidiani

Registrazione degli alimenti

Alimentazione	Tempo	Immediatamente	Dopo 1 ora	Dopo 3 ore

Traccia la dieta, l'umore, i pasti, le calorie, i farmaci/gli integratori, l'esercizio fisico, il peso e l'intervento di bypass gastrico.

Libro di bordo della manica gastrica

Data : / /

Peso

Consumo di acqua

1 Coppa = 8 OZ

Farmaci/ integratori

	basso	medio	alto
Qualità del sonno	○	○	○
Livello di energia	○	○	○
Livello di attività	○	○	○

Il mio stato d'animo

cattivo ○○○○○○○○○ buono (normale)

Esercizio

Note, obiettivi, eventi quotidiani

Registrazione degli alimenti

Alimentazione	Tempo	Immediatamente	Dopo 1 ora	Dopo 3 ore

Traccia la dieta, l'umore, i pasti, le calorie, i farmaci/gli integratori, l'esercizio fisico, il peso e l'intervento di bypass gastrico.

Libro di bordo della manica gastrica

Data: / /

Peso

Consumo di acqua

1 Coppa = 8 OZ

Farmaci/ integratori

	basso	medio	alto
Qualità del sonno	○	○	○
Livello di energia	○	○	○
Livello di attività	○	○	○

Il mio stato d'animo — cattivo · normale · buono
○○○○○○○○○

Esercizio

Note, obiettivi, eventi quotidiani

Registrazione degli alimenti

Alimentazione	Tempo	Immediatamente	Dopo 1 ora	Dopo 3 ore

Traccia la dieta, l'umore, i pasti, le calorie, i farmaci/gli integratori, l'esercizio fisico, il peso e l'intervento di bypass gastrico.

Libro di bordo della manica gastrica

Data :   /   /

Peso

Consumo di acqua

1 Coppa = 8 OZ

Farmaci/ integratori

	basso	medio	alto
Qualità del sonno	○	○	○
Livello di energia	○	○	○
Livello di attività	○	○	○

Il mio stato d'animo   cattivo — normale — buono
○○○○○○○○○

Esercizio

Note, obiettivi, eventi quotidiani

Registrazione degli alimenti

Alimentazione	Tempo	Immediatamente	Dopo 1 ora	Dopo 3 ore

Traccia la dieta, l'umore, i pasti, le calorie, i farmaci/gli integratori, l'esercizio fisico, il peso e l'intervento di bypass gastrico.

Libro di bordo della manica gastrica

Data : / /

Peso

Consumo di acqua

1 Coppa = 8 OZ

Farmaci/ integratori

	basso	medio	alto
Qualità del sonno	○	○	○
Livello di energia	○	○	○
Livello di attività	○	○	○

Il mio stato d'animo

cattivo — normale — buono

○○○○○○○○○

Esercizio

Note, obiettivi, eventi quotidiani

Registrazione degli alimenti

Alimentazione	Tempo	Immediatamente	Dopo 1 ora	Dopo 3 ore

Traccia la dieta, l'umore, i pasti, le calorie, i farmaci/gli integratori, l'esercizio fisico, il peso e l'intervento di bypass gastrico.

Libro di bordo della manica gastrica

Data :   /   /

Peso

Consumo di acqua

1 Coppa = 8 OZ

Farmaci/ integratori

	basso	medio	alto
Qualità del sonno	○	○	○
Livello di energia	○	○	○
Livello di attività	○	○	○

Il mio stato d'animo

cattivo ▾   normale ▾   buono ▾

○○○○○○○○○

Esercizio

Note, obiettivi, eventi quotidiani

Registrazione degli alimenti

Alimentazione	Tempo	Immediatamente	Dopo 1 ora	Dopo 3 ore

Traccia la dieta, l'umore, i pasti, le calorie, i farmaci/gli integratori, l'esercizio fisico, il peso e l'intervento di bypass gastrico.

Libro di bordo della manica gastrica

Data : / /

Peso

Consumo di acqua

1 Coppa = 8 OZ

Farmaci/ integratori

	basso	medio	alto
Qualità del sonno	○	○	○
Livello di energia	○	○	○
Livello di attività	○	○	○

Il mio stato d'animo cattivo — normale — buono
○○○○○○○○○○

Esercizio

Note, obiettivi, eventi quotidiani

Registrazione degli alimenti

Alimentazione	Tempo	Immediatamente	Dopo 1 ora	Dopo 3 ore

Traccia la dieta, l'umore, i pasti, le calorie, i farmaci/gli integratori, l'esercizio fisico, il peso e l'intervento di bypass gastrico.

Libro di bordo della manica gastrica

Data : / /

Peso

Consumo di acqua

1 Coppa = 8 OZ

Farmaci/ integratori

	basso	medio	alto
Qualità del sonno	○	○	○
Livello di energia	○	○	○
Livello di attività	○	○	○

Il mio stato d'animo

cattivo — normale — buono

○○○○○○○○○

Esercizio

Note, obiettivi, eventi quotidiani

Registrazione degli alimenti

Alimentazione	Tempo	Immediatamente	Dopo 1 ora	Dopo 3 ore

Traccia la dieta, l'umore, i pasti, le calorie, i farmaci/gli integratori, l'esercizio fisico,
il peso e l'intervento di bypass gastrico.

Libro di bordo della manica gastrica

Data : / /

Peso

Consumo di acqua

1 Coppa = 8 OZ

Farmaci/ integratori

	basso	medio	alto
Qualità del sonno	○	○	○
Livello di energia	○	○	○
Livello di attività	○	○	○

Il mio stato d'animo

cattivo — normale — buono

○○○○○○○○○

Esercizio

Note, obiettivi, eventi quotidiani

Registrazione degli alimenti

Alimentazione	Tempo	Immediatamente	Dopo 1 ora	Dopo 3 ore

Traccia la dieta, l'umore, i pasti, le calorie, i farmaci/gli integratori, l'esercizio fisico, il peso e l'intervento di bypass gastrico.

Libro di bordo della manica gastrica

Data : / /

Peso

Consumo di acqua

1 Coppa = 8 OZ

Farmaci/ integratori

	basso	medio	alto
Qualità del sonno	○	○	○
Livello di energia	○	○	○
Livello di attività	○	○	○

Il mio stato d'animo — cattivo / normale / buono — ○○○○○○○○○○

Esercizio

Note, obiettivi, eventi quotidiani

Registrazione degli alimenti

Alimentazione	Tempo	Immediatamente	Dopo 1 ora	Dopo 3 ore

Traccia la dieta, l'umore, i pasti, le calorie, i farmaci/gli integratori, l'esercizio fisico, il peso e l'intervento di bypass gastrico.

Libro di bordo della manica gastrica

Data : / /

Peso

Consumo di acqua

1 Coppa = 8 OZ

Farmaci/ integratori

	basso	medio	alto
Qualità del sonno	○	○	○
Livello di energia	○	○	○
Livello di attività	○	○	○

Il mio stato d'animo

cattivo — normale — buono

○○○○○○○○○○

Esercizio

Note, obiettivi, eventi quotidiani

Registrazione degli alimenti

Alimentazione	Tempo	Immediatamente	Dopo 1 ora	Dopo 3 ore

Traccia la dieta, l'umore, i pasti, le calorie, i farmaci/gli integratori, l'esercizio fisico, il peso e l'intervento di bypass gastrico.

Libro di bordo della manica gastrica

Data : / /

Peso

Consumo di acqua

1 Coppa = 8 OZ

Farmaci/ integratori

	basso	medio	alto
Qualità del sonno	○	○	○
Livello di energia	○	○	○
Livello di attività	○	○	○

Il mio stato d'animo

cattivo — normale — buono

○○○○○○○○○

Esercizio

Note, obiettivi, eventi quotidiani

Registrazione degli alimenti

Alimentazione	Tempo	Immediatamente	Dopo 1 ora	Dopo 3 ore

Traccia la dieta, l'umore, i pasti, le calorie, i farmaci/gli integratori, l'esercizio fisico, il peso e l'intervento di bypass gastrico.

Libro di bordo della manica gastrica

Data : / /

Peso

Consumo di acqua

1 Coppa = 8 OZ

Farmaci/ integratori

	basso	medio	alto
Qualità del sonno	○	○	○
Livello di energia	○	○	○
Livello di attività	○	○	○

Il mio stato d'animo

cattivo — normale — buono

○○○○○○○○○

Esercizio

Note, obiettivi, eventi quotidiani

Registrazione degli alimenti

Alimentazione	Tempo	Immediatamente	Dopo 1 ora	Dopo 3 ore

Traccia la dieta, l'umore, i pasti, le calorie, i farmaci/gli integratori, l'esercizio fisico, il peso e l'intervento di bypass gastrico.

Libro di bordo della manica gastrica

Data : / /

Peso

Consumo di acqua

1 Coppa = 8 OZ

Farmaci/ integratori

	basso	medio	alto
Qualità del sonno	○	○	○
Livello di energia	○	○	○
Livello di attività	○	○	○

Il mio stato d'animo

cattivo — normale — buono

○○○○○○○○○

Esercizio

Note, obiettivi, eventi quotidiani

Registrazione degli alimenti

Alimentazione	Tempo	Immediatamente	Dopo 1 ora	Dopo 3 ore

Traccia la dieta, l'umore, i pasti, le calorie, i farmaci/gli integratori, l'esercizio fisico, il peso e l'intervento di bypass gastrico.

Libro di bordo della manica gastrica

Data : / /

Peso

Consumo di acqua

1 Coppa = 8 OZ

Farmaci/ integratori

____

____

____

	basso	medio	alto
Qualità del sonno	○	○	○
Livello di energia	○	○	○
Livello di attività	○	○	○

Il mio stato d'animo

cattivo — normale — buono

○○○○○○○○○

Esercizio

____

____

____

____

____

____

Note, obiettivi, eventi quotidiani

____

____

____

____

____

____

Registrazione degli alimenti

Alimentazione	Tempo	Immediatamente	Dopo 1 ora	Dopo 3 ore

Traccia la dieta, l'umore, i pasti, le calorie, i farmaci/gli integratori, l'esercizio fisico,
il peso e l'intervento di bypass gastrico.

Libro di bordo della manica gastrica

Data : / /

Peso

Consumo di acqua

1 Coppa = 8 OZ

Farmaci/ integratori

	basso	medio	alto
Qualità del sonno	○	○	○
Livello di energia	○	○	○
Livello di attività	○	○	○

Il mio stato d'animo — cattivo ○○○○○○○○○○ buono (normale)

Esercizio

Note, obiettivi, eventi quotidiani

Registrazione degli alimenti

Alimentazione	Tempo	Immediatamente	Dopo 1 ora	Dopo 3 ore

Traccia la dieta, l'umore, i pasti, le calorie, i farmaci/gli integratori, l'esercizio fisico, il peso e l'intervento di bypass gastrico.

Libro di bordo della manica gastrica

Data : / /

Peso

Consumo di acqua

1 Coppa = 8 OZ

Farmaci/ integratori

	basso	medio	alto
Qualità del sonno	○	○	○
Livello di energia	○	○	○
Livello di attività	○	○	○

Il mio stato d'animo

cattivo — normale — buono

○○○○○○○○○

Esercizio

Note, obiettivi, eventi quotidiani

Registrazione degli alimenti

Alimentazione	Tempo	Immediatamente	Dopo 1 ora	Dopo 3 ore

*Traccia la dieta, l'umore, i pasti, le calorie, i farmaci/gli integratori, l'esercizio fisico,
il peso e l'intervento di bypass gastrico.*

Libro di bordo della manica gastrica

Data : / /

Peso

Consumo di acqua

1 Coppa = 8 OZ

Farmaci/ integratori

	basso	medio	alto
Qualità del sonno	○	○	○
Livello di energia	○	○	○
Livello di attività	○	○	○

Il mio stato d'animo — cattivo · normale · buono

○○○○○○○○○

Esercizio

Note, obiettivi, eventi quotidiani

Registrazione degli alimenti

Alimentazione	Tempo	Immediatamente	Dopo 1 ora	Dopo 3 ore

Traccia la dieta, l'umore, i pasti, le calorie, i farmaci/gli integratori, l'esercizio fisico, il peso e l'intervento di bypass gastrico.

Libro di bordo della manica gastrica

Data : / /

Peso

Consumo di acqua

1 Coppa = 8 OZ

Farmaci/ integratori

	basso	medio	alto
Qualità del sonno	○	○	○
Livello di energia	○	○	○
Livello di attività	○	○	○

Il mio stato d'animo — cattivo · normale · buono
○○○○○○○○○

Esercizio

Note, obiettivi, eventi quotidiani

Registrazione degli alimenti

Alimentazione	Tempo	Immediatamente	Dopo 1 ora	Dopo 3 ore

Traccia la dieta, l'umore, i pasti, le calorie, i farmaci/gli integratori, l'esercizio fisico,
il peso e l'intervento di bypass gastrico.

Libro di bordo della manica gastrica

Data : / /

Peso

Consumo di acqua

1 Coppa = 8 OZ

Farmaci/ integratori

	basso	medio	alto
Qualità del sonno	○	○	○
Livello di energia	○	○	○
Livello di attività	○	○	○

Il mio stato d'animo cattivo normale buono
○○○○○○○○○

Esercizio

Note, obiettivi, eventi quotidiani

Registrazione degli alimenti

Alimentazione	Tempo	Immediatamente	Dopo 1 ora	Dopo 3 ore

Traccia la dieta, l'umore, i pasti, le calorie, i farmaci/gli integratori, l'esercizio fisico, il peso e l'intervento di bypass gastrico.

Libro di bordo della manica gastrica

Data : / /

Peso

Consumo di acqua

1 Coppa = 8 OZ

Farmaci/ integratori

	basso	medio	alto
Qualità del sonno	○	○	○
Livello di energia	○	○	○
Livello di attività	○	○	○

Il mio stato d'animo

cattivo — normale — buono

○○○○○○○○○○

Esercizio

Note, obiettivi, eventi quotidiani

Registrazione degli alimenti

Alimentazione	Tempo	Immediatamente	Dopo 1 ora	Dopo 3 ore

Traccia la dieta, l'umore, i pasti, le calorie, i farmaci/gli integratori, l'esercizio fisico, il peso e l'intervento di bypass gastrico.

Libro di bordo della manica gastrica

Data : / /

Peso

Consumo di acqua

1 Coppa = 8 OZ

Farmaci/ integratori

	basso	medio	alto
Qualità del sonno	○	○	○
Livello di energia	○	○	○
Livello di attività	○	○	○

Il mio stato d'animo — cattivo ○○○○○○○○○○ buono (normale)

Esercizio

Note, obiettivi, eventi quotidiani

Registrazione degli alimenti

Alimentazione	Tempo	Immediatamente	Dopo 1 ora	Dopo 3 ore

*Traccia la dieta, l'umore, i pasti, le calorie, i farmaci/gli integratori, l'esercizio fisico,
il peso e l'intervento di bypass gastrico.*

Libro di bordo della manica gastrica

Data : / /

Peso

Consumo di acqua

1 Coppa = 8 OZ

Farmaci/ integratori

	basso	medio	alto
Qualità del sonno	○	○	○
Livello di energia	○	○	○
Livello di attività	○	○	○

Il mio stato d'animo — cattivo · normale · buono

○○○○○○○○○

Esercizio

Note, obiettivi, eventi quotidiani

Registrazione degli alimenti

Alimentazione	Tempo	Immediatamente	Dopo 1 ora	Dopo 3 ore

*Traccia la dieta, l'umore, i pasti, le calorie, i farmaci/gli integratori, l'esercizio fisico,
il peso e l'intervento di bypass gastrico.*

www.ingramcontent.com/pod-product-compliance
Lightning Source LLC
Chambersburg PA
CBHW050955050726
47592CB00007B/2582